99 Recetas de Jugos y Comidas Para Solucionar El Dolor De Cabeza y Migraña:

Reduzca El Dolor Rápido y Permanentemente

Por

Joe Correa CSN

DERECHOS DE AUTOR

Esta publicación está diseñada para proveer información precisa y autoritaria respecto al tema en cuestión. Es vendido con el entendimiento de que ni el autor ni el editor están envueltos en brindar consejo médico. Si éste fuese necesario, consultar con un doctor. Este libro es considerado una guía y no debería ser utilizado en ninguna forma perjudicial para su salud. Consulte con un médico antes de iniciar este plan nutricional para asegurarse que sea correcto para usted.

RECONOCIMIENTOS

Este libro está dedicado a mis amigos y familiares que han tenido una leve o grave enfermedad, para que puedan encontrar una solución y hacer los cambios necesarios en su vida.

99 Recetas de Jugos y Comidas Para Solucionar El Dolor De Cabeza y Migraña:

Reduzca El Dolor Rápido y Permanentemente

Por

Joe Correa CSN

CONTENIDOS

ACERCA DEL AUTOR

Luego de años de investigación, honestamente creo en los efectos positivos que una nutrición apropiada puede tener en el cuerpo y la mente. Mi conocimiento y experiencia me han ayudado a vivir más saludablemente a lo largo de los años y los cuales he compartido con familia y amigos. Cuanto más sepa acerca de comer y beber saludable, más pronto querrá cambiar su vida y sus hábitos alimenticios.

La nutrición es una parte clave en el proceso de estar saludable y vivir más, así que empiece ahora. El primer paso es el más importante y el más significativo.

INTRODUCCIÓN

99 Recetas de Jugos y Comidas Para Solucionar El Dolor De Cabeza y Migraña: Reduzca El Dolor Rápido y Permanentemente

Por Joe Correa CSN

Cambiando algunos de sus hábitos alimenticios, usted podrá prevenir e incluso tratar estas condiciones. Hay muchos estudios e investigaciones que muestran la conexión entre los dolores de cabeza y la comida. Algunos alimentos como el arroz marrón, vegetales verdes y frutas tienen la sorprendente habilidad de prevenir migrañas y dolores de cabeza.

Además de ser buenas para los dolores de cabeza y migrañas, estas recetas de comidas y jugos están basadas en ingredientes crudos y saludables que mejorarán su salud general.

He aprendido que cada individuo tiene sus propios disparadores que causan dolores de cabeza. Algunos tienen malas reacciones a productos lácteos, huevos, carne, chocolate, etc. sin estar conscientes de ello. Sin embargo, el salmón es conocido como un impulsador de Omega 3, el cual ha sido demostrado que ayuda con la inflamación que deriva en migrañas y dolores de cabeza.

Debería experimentar con la comida que ingiere y aprender a escuchar lo que su cuerpo tiene para decirle. Por ejemplo, si come grandes cantidades de cierto alimento y aparece un dolor de cabeza, entonces debería removerlo de su dieta.

Preparar estas comidas y jugos todos los días significará una vida más feliz y más saludable, sin constantes dolores de cabeza, migrañas o cualquier otro síntoma relacionado con estas afecciones.

Este libro ofrece una colección de alimentos y jugos reductores del dolor general, que lo ayudarán a tratar este problema. ¡Comience hoy y vea la diferencia que estas recetas harán en su vida!

99 RECETAS DE JUGOS Y COMIDAS PARA SOLUCIONAR EL DOLOR DE CABEZA Y MIGRAÑA

Comidas

1.   Cazuela de Papa

Ingredientes:

6 papas grandes, sin piel y por la mitad

2 tazas de brócoli, por la mitad

1 taza de queso cheddar, rallado

1 taza de cebollas verdes, en trozos

1 cucharada de aceite de oliva

¼ cucharadita de sal

¼ cucharadita de pimienta negra, molida

Preparación:

Precalentar el horno a 350°F.

Poner las papas en una olla grande de agua hirviendo. Cocinar hasta que estén blandas y remover. Colar y dejar reposar 10 minutos. En una olla aparte, poner el brócoli y agua hirviendo, y cocinar hasta que ablande. Remover y colar.

Cortar las papas por la mitad y ponerlas en una fuente engrasada. Hacer una capa con brócoli cortado al medio encima. Cubrir con queso rallado y llevar al horno. Cocinar por 25 minutos. Remover y rociar con cebollas de verdeo picadas. Dejar reposar unos minutos y cortar en porciones.

Información nutricional por porción: Kcal: 351, Proteínas: 13.2g, Carbohidratos: 60.7g, Grasas: 6.4g

2.   Ensalada de Garbanzo

Ingredientes:

2 tazas de garbanzos, pre-cocidos

2 tazas de frijoles, pre-cocidos

3 tazas de Lechuga iceberg, rallada

1 tomate grande en trozos

1 pepino mediano, en rodajas

1 palta pequeña, sin piel, sin carozo y en trozos

1 taza de yogurt, sin grasa

1 diente de ajo, aplastado

¼ cucharadita de comino, molido

Preparación:

Poner los garbanzos y frijoles en una olla con agua hirviendo. Cocinar hasta que ablanden. Remover del fuego y dejar enfriar.

Combinar los frijoles, tomate y pepino en un tazón grande de ensalada. Dejar a un lado.

Combinar la palta, yogurt, comino y ajo en una procesadora. Pulsar hasta que quede suave, y verter sobre la ensalada.

Poner un puñado de lechuga rallada en un plato y cubrir con 2-3 cucharadas de la ensalada hecha previamente.

Servir inmediatamente.

Información nutricional por porción: Kcal: 171, Proteínas: 8.6g, Carbohidratos: 28.8g, Grasas: 3.7g

3.   Arroz Horneado con Cebollas de Verdeo

Ingredientes:

2 tazas de arroz de grano largo

4 cucharadas de aceite de oliva extra virgen

1 cucharadita de sal

3 huevos enteros

5 cebollas de verdeo, en trozos finos

½ cucharadita de pimienta negra, recién molida

Preparación:

Precalentar el horno a 350°F.

Usar las instrucciones del paquete para cocinar el arroz. Dejar a un lado.

En una sartén mediana, calentar 2 cucharadas de aceite de oliva y añadir las cebollas. Freír por 3-4 minutos. Mientras tanto, batir los huevos y añadirlos a la sartén. Cocinar por 2 minutos, remover del fuego y combinar con el arroz.

Poner el aceite restante en una cazuela pequeña. Añadir la mezcla de arroz, sal y pimienta. Hornear por 20 minutos.

Servir caliente.

Información nutricional por porción: Kcal: 409, Proteínas: 8.9g, Carbohidratos: 60g, Grasas: 14.3g

4.   Ensalada de Sandía

Ingredientes:

6 tazas de sandía, en trozos del tamaño de un bocado

2 cucharadas de vinagre balsámico

½ cebolla morada pequeña en rodajas

1 cucharada de menta fresca, en trozos

½ cucharadita de sal

Preparación:

Poner la cebolla en una olla mediana. Verter agua hasta cubrir y una pizca de sal. Dejar reposar por 15 minutos. Colar bien y transferir a un tazón de ensalada grande.

Añadir los trozos de sandía y rociar con vinagre. Revolver y cubrir con hojas de menta fresca.

Información nutricional por porción: Kcal: 53, Proteínas: 0.9g, Carbohidratos: 12.5g, Grasas: 0.3g

5.   Salmón Escalfado

Ingredientes:

1 libra de filetes de salmón, sin piel ni hueso

1 cucharada de eneldo fresco, en trozos finos

1 cebolla grande, en rodajas

2 zanahorias pequeñas, en rodajas

2 cucharadas de jugo de limón

2 hojas de laurel

4 tazas de agua

Preparación:

Precalentar el horno a 350°F.

Verter agua en una sartén grande. Hervir y añadir eneldo, zanahorias, cebolla, jugo de limón y hojas de laurel. Cocinar por 2-3 minutos y remover del fuego.

Mientras tanto, poner los filetes de salmón en una fuente de hornear grande. Verter el líquido preparado antes.

Tapar y llevar al horno. Cocinar por 20 minutos. Remover del fuego y dejar reposar antes de servir.

Información nutricional por porción: Kcal: 239, Proteínas: 24.5g, Carbohidratos: 6.3g, Grasas: 5.2g

6.   Batido de Jengibre y Dátiles

Ingredientes:

1 taza de espinaca, en trozos

½ palta mediana, sin carozo, sin piel y en cubos

3 dátiles, sin carozo y en trozos

1 cucharada de jugo de limón

1 cucharada de jengibre fresco, rallado

Preparación:

Combinar todos los ingredientes en una procesadora. Pulsar hasta que esté suave. Transferir a vasos y refrigerar 15 minutos, o más si desea mayor consistencia.

Información nutricional por porción: Kcal: 389, Proteínas: 5.2g, Carbohidratos: 48.8g, Grasas: 21.2g

7.   Sopa Caliente de Brócoli

Ingredientes:

2 onzas brócoli fresco

2 onzas Brotes de Bruselas

Un puñado de perejil fresco, en trozos finos

1 cucharadita de tomillo seco

1 cucharada de jugo de limón fresco

¼ cucharadita de sal marina

Preparación:

Poner el brócoli en una olla profunda y verter agua hasta cubrir. Hervir y cocinar hasta que ablande. Remover del fuego y colar.

Transferir a una procesadora. Añadir perejil fresco, tomillo y 1 taza de agua. Pulsar hasta que esté suave. Retornar a la olla y cocinar por varios minutos a fuego mínimo. Sazonar con sal y jugo de limón fresco. Servir caliente.

Información nutricional por porción: Kcal: 50, Proteínas: 3.7g, Carbohidratos: 9.9g, Grasas: 0.6g

8.   Tomates Rellenos

Ingredientes:

10 onzas de espinaca, en trozos

4 tomates medianos

½ taza de Queso mozzarella, desmenuzado

½ taza de Queso parmesano, rallado

1 cebolla pequeña, en trozos finos

2 cucharadas de perejil fresco, en trozos finos

¼ cucharadita de sal

¼ cucharadita de pimienta negra, molida

Preparación:

Precalentar el horno a 350°F.

Poner la espinaca en una olla de agua hirviendo. Cocinar por 2 minutos, o hasta que ablande. Remover del fuego y colar bien. Dejar a un lado.

99 Recetas de Jugos y Comidas Para Solucionar El Dolor De Cabeza y Migraña

Hacer un hueco en los tomates y reservar la pulpa. Picarla y añadirla a la espinaca. Agregar los quesos y mezclar bien para combinar. Rellenar los tomates con la mezcla. Poner los tomates en una fuente de hornear grande. Cocinar por 6-7 minutos, remover del fuego y dejar reposar antes de servir.

Información nutricional por porción: Kcal: 159, Proteínas: 13.2g, Carbohidratos: 15.6g, Grasas: 7.3g

9.   Risotto de Arroz Marrón con Champiñones

Ingredientes:

1 taza de arroz marrón

1 taza de champiñones, en rodajas

½ cebolla mediana, en trozos finos

3 cebollas de verdeo, en rodajas

3 cucharadas de aceite de oliva extra virgen

½ cucharadita de sal

1 cucharadita de mejorana seca

Preparación:

Poner el arroz en una olla profunda. Añadir 2 tazas de agua y hervir. Reducir el fuego y cocinar hasta que el agua evapore. Revolver ocasionalmente. Dejar a un lado.

Calentar una cucharada de aceite de oliva a fuego medio/alto. Añadir la cebolla picada y freír por 3-4 minutos, revolviendo constantemente. Agregar los champiñones y continuar cocinando hasta que el agua evapore.

Añadir el aceite de oliva restante, arroz, cebollas de verdeo, sal y mejorana. Agregar 1 taza de agua y cocinar por 10 minutos más.

Servir caliente.

Información nutricional por porción: Kcal: 243, Proteínas: 16.4g, Carbohidratos: 24.5g, Grasas: 11.3g

10.   Batido de Mantequilla de Maní

Ingredientes:

1 banana mediana, en rodajas

½ taza de Yogurt griego

1 cucharada de canela, molida

1 cucharada de mantequilla de maní

1 cucharada de harina de coco

Preparación:

Combinar los ingredientes en una procesadora. Pulsar hasta que esté suave. Transferir a vasos y refrigerar por 1 hora antes de servir.

Información nutricional por porción: Kcal: 216, Proteínas: 5.6g, Carbohidratos: 35.6g, Grasas: 8.5g

11. Estofado de Frijoles Negros y Calabaza

Ingredientes:

1 calabaza dulce mediana, sin piel y en trozos

4 tazas de frijoles negros, en lata

4 tomates grandes, licuados

1 cebolla pequeña, en rodajas

1 diente de ajo, picado

4 pimientos medianos, en trozos

1 cucharadita de comino, molido

1 cucharadita de orégano seco, molido

1 cucharada de aceite de oliva

¼ cucharadita de pimienta negra, molida

¼ cucharadita de sal

Preparación:

Poner la calabaza en una olla de agua hirviendo y cocinar por 10 minutos, o hasta que ablande. Colar bien y dejar a un lado.

Precalentar el aceite en una olla grande a fuego medio/alto. Añadir las cebollas y freír por 5 minutos, o hasta que trasluzcan. Agregar los frijoles, ajo, pimientos, comino y orégano. Revolver.

Mientras tanto, poner los tomates en una procesadora y pulsar hasta que esté suave. Transferir a la olla y hervir. Reducir el fuego al mínimo. Añadir la calabaza, revolver bien y tapar. Cocinar por 20-25 minutos y remover del fuego. Rociar con sal y pimienta a gusto.

Servir caliente.

Información nutricional por porción: Kcal: 201, Proteínas: 8.2g, Carbohidratos: 40.3g, Grasas: 3.7g

12.   Ensalada de Vegetales al Curry

Ingredientes:

1 libra de brócoli, por la mitad

1 taza de crema agria, sin grasa

2 tomates grandes, en gajos

1 cucharadita de polvo de curry

¼ cucharadita de mostaza seca

½ taza de leche descremada

5 Hojas de lechuga romana

Preparación:

Poner el brócoli en una olla de agua hirviendo y cocinar hasta que ablande. Remover y colar. Llevar a un tazón para servir y dejar reposar por 5 minutos.

Mientras tanto, combinar la leche, crema agria, curry y mostaza en un tazón. Mezclar bien y verter sobre el brócoli. Añadir gajos de tomate y revolver.

Poner las hojas de lechuga en un plato y verter la ensalada encima. Refrigerar 2 horas para permitir que los sabores se unifiquen.

Información nutricional por porción: Kcal: 109, Proteínas: 3.8g, Carbohidratos: 11.4g, Grasas: 2.2g

13. Postre de Arroz Marrón con Frambuesas y Semillas de Chía

Ingredientes:

¾ taza de arroz marrón

1 taza de leche de arroz

¼ taza de miel

1 cucharada de manteca de almendra

¼ cucharadita de sal

½ taza de frambuesas

¼ taza de nueces

2 cucharadas de semillas de chía

Preparación:

Hervir 2 tazas de agua. Añadir el arroz y reducir el fuego. Tapar y cocinar por 15 minutos.

Añadir una taza de leche de arroz, miel, manteca de almendra y sal. Continuar cocinando por 5 minutos más. Remover del fuego y dejar enfriar.

Cubrir con frambuesas frescas, nueces y semillas de chía. Servir.

Información nutricional por porción: Kcal: 240, Proteínas: 5.7g, Carbohidratos: 36.7g, Grasas: 8.4g

14. Hamburguesas de Coliflor Crujiente

Ingredientes:

1 taza de champiñones frescos

3 cucharadas de semillas de linaza más 9 cucharadas de agua

¾ taza de semillas de chía

¾ taza de arroz marrón

¾ taza de pan rallado de trigo integral

1 cucharadita de estragón

1 cucharadita de perejil

1 cucharadita de polvo de ajo

1 taza de espinaca trozada

Preparación:

Verter 1 taza de agua en una cacerola pequeña. Hervir y cocinar el arroz hasta que esté levemente pegajoso, unos 10 minutos.

Al mismo tiempo, cocinar las semillas de chía hasta que ablanden en otra olla. Trozar finamente los champiñones, y lavar bien la espinaca. Mezclar todos los ingredientes juntos en un tazón grande. Llevar al refrigerador por 15 a 30 minutos.

Tomar la mezcla y formar hamburguesas. Freírlas a fuego medio por 5 minutos de ambos lados.

Información nutricional por porción: Kcal: 220, Proteínas: 6.1g, Carbohidratos: 40.1g, Grasas: 3.6g

15.   Batido de Tomate y Frutilla

Ingredientes:

½ cantalupo, sin piel y en trozos

1 taza de jugo de naranja

1 taza de frutillas, por la mitad

1 tomate mediano, en trozos

Preparación:

Combinar todos los ingredientes en una licuadora. Añadir algunos cubos de hielo y pulsar hasta que esté suave. Transferir a vasos y servir inmediatamente.

Información nutricional por porción: Kcal: 253, Proteínas: 5.3g, Carbohidratos: 62.4g, Grasas: 1.2g

16.   Gachas de Jengibre y Quínoa

Ingredientes:

1/2 taza de jugo de naranja

1 cucharadita de jengibre fresco, rallado

½ taza de dátiles, sin carozo y en trozos

1 taza de quínoa blanca, pre cocida

½ taza de damascos secos, en trozos

1 cucharadita de ralladura de naranja fresca, rallada

1 cucharada de almendras tostadas, en trozos

¼ cucharadita de canela, molida

Preparación:

Poner la quínoa en una olla de agua hirviendo. Cocinar por 3 minutos y reducir el fuego al mínimo. Cocinar por otros 10 minutos o hasta que ablande. Añadir los otros ingredientes, excepto las almendras, y revolver bien. Remover del fuego y dejar reposar por 10 minutos. Cubrir con almendras y servir.

Información nutricional por porción: Kcal: 171, Proteínas: 5.2g, Carbohidratos: 32.5g, Grasas: 4.7g

17. Sopa Cremosa de Calabaza

Ingredientes:

3 libras de calabaza, sin piel y en cubos

2 cebollas pequeñas, en rodajas

5 tazas de caldo de pollo

2 tazas de leche descremada

3 cucharadas de Yogurt griego

2 cucharadas de semillas de calabaza

1 diente de ajo, picado

1 cucharadita de aceite vegetal

¼ cucharadita de sal

¼ cucharadita de pimienta negra, molida

Preparación:

Precalentar el aceite en una sartén antiadherente grande a fuego medio/alto. Añadir las cebollas y freír hasta que ablanden. Agregar el caldo vegetal, cubos de calabaza, leche, salvia y ajo. Hervir y reducir el fuego al mínimo. Tapar y cocinar por 35 minutos. Remover del fuego y dejar a un lado por 10 minutos.

Transferir la mezcla a una procesadora. Pulsar hasta obtener una mezcla cremosa. Transferir a tazones para servir. Añadir una pizca de sal y pimienta a gusto y revolver bien.

Servir caliente.

Información nutricional por porción: Kcal: 191, Proteínas: 4.3g, Carbohidratos: 27.7g, Grasas: 4.1g

18.   Batido de Nuez moscada y Frutas

Ingredientes:

2 naranjas grandes, sin piel y en gajos

2 manzanas medianas, en gajos

1 mango pequeño, sin piel, sin carozo y en trozos

1 zanahoria pequeña en rodajas

½ cucharadita de nuez moscada

1 cucharadita de canela, molida

1 cucharada de miel

½ taza de agua

Preparación:

Combinar todos los ingredientes en una procesadora. Pulsar hasta que esté suave y transferir a vasos. Refrigerar por 30 minutos antes de servir.

Información nutricional por porción: Kcal: 316, Proteínas: 3.6g, Carbohidratos: 79.5g, Grasas: 1.8g

19.   Lasaña de Calabacín

Ingredientes:

1 calabacín mediano, sin piel y en trozos

2 onzas de Queso parmesano, rallado

2 onzas de queso Cottage, desmenuzado

2 onzas de Queso mozzarella, rallado

8 onzas de fideo de lasaña, pre cocidos

2 tazas de salsa de tomate

1 cebolla pequeña, en rodajas

1 diente de ajo, picado

¼ cucharadita de orégano, molido

2 cucharadita de albahaca seca, molida

½ cucharadita de Pimienta cayena, molida

¼ cucharadita de sal

Preparación:

Precalentar el horno a 370°F.

Poner el calabacín en una olla de agua hirviendo. Cocinar hasta que ablande y remover del fuego. Reposar por 5 minutos, colar bien y cortar en trozos pequeños. Dejar a un lado.

Combinar todos los quesos en un tazón. Añadir la salsa de tomate y revolver bien.

Engrasar una fuente de hornear grande con aceite. Esparcir la mezcla de queso y tomate para formar la primera capa. Añadir una capa de fideos, y luego una de rodajas de calabacín. Repetir el proceso hasta utilizar los ingredientes. Agregar queso extra y 1 cucharada de salsa de tomate encima. Rociar con pimienta cayena para más sabor.

Cubrir con papel aluminio y llevar al horno. Cocinar por 30 minutos y remover.

Cortar en porciones y servir caliente.

Información nutricional por porción: Kcal: 275, Proteínas: 18.3g, Carbohidratos: 41.3g, Grasas: 5.4g

20.   Batido de Hojas Desintoxicante

Ingredientes:

¼ taza de almendras tostadas, en trozos finos

¼ taza de espinaca bebé, en trozos finos

¼ taza de rúcula

1 cucharada de manteca de almendra

½ cucharadita de cúrcuma molida

1 taza de leche de arroz

Un puñado de cubos de hielo

Preparación:

Mezclar todos los ingredientes en una licuadora. Pulsar para combinar y servir.

Información nutricional por porción: Kcal: 181, Proteínas: 4.6g, Carbohidratos: 17.1g, Grasas: 11.5g

21. Estofado de Pavo y Champiñones

Ingredientes:

1 libra de pechugas de pavo, sin piel ni hueso

5 onzas de champiñones, en trozos

2 dientes de ajo, picados

1 cucharada de perejil fresco, en trozos finos

1 cucharada de miel, cruda

½ cucharadita de sal

¼ cucharadita de pimienta negra, molida

Preparación:

Combinar todos los ingredientes excepto la miel en una olla a presión. Verter suficiente agua hasta cubrir. Tapar y cocinar por 7 horas. Remover del fuego y dejar reposar 20 minutos. Destapar y dejar reposar por 10 minutos más antes de añadir la miel.

Información nutricional por porción: Kcal: 116, Proteínas: 16.5g, Carbohidratos: 8.8g, Grasas: 1.7g

22.   Magdalenas de Quínoa

Ingredientes:

1.5 tazas de harina de quínoa

0.5 taza de harina de trigo integral

3 cucharadas de manteca de almendra

1 taza de leche de almendra

½ taza de miel

1 cucharadita de polvo de hornear

½ cucharadita de sal

2 cucharadas de cacao crudo

2 cucharadas de semillas de linaza más 6 cucharadas de agua

1 cucharadita extracto de vainilla orgánico

1 cucharadita ralladura de limón

Preparación:

Precalentar el horno a 325 grados. Poner papeles de magdalenas en moldes.

Combinar los ingredientes secos en un tazón grande. Gentilmente añadir, batiendo, la leche de almendra y manteca de almendra. Batir bien al máximo. Agregar la linaza, agua, ralladura de limón, y seguir batiendo al mínimo hasta que se incorpore bien.

Usando una cuchara, dividir la mezcla entre 6 moldes. Hornear por 20-30 minutos, o hasta que, al insertar un palillo de madera, éste salga limpio.

Información nutricional por porción: Kcal: 182, Proteínas: 4.2g, Carbohidratos: 12.3g, Grasas: 14.6g

23.   Batido de Ananá

Ingredientes:

1 taza de ananá, en lata

1 taza de Yogurt griego

½ banana mediana, en rodajas

½ taza de frutillas, por la mitad

1 cucharadita de extracto de vainilla

Preparación:

Combinar todos los ingredientes en una procesadora. Pulsar hasta que esté suave. Añadir cubos de hielo y pulsar nuevamente. Transferir a vasos y servir inmediatamente.

Información nutricional por porción: Kcal: 122, Proteínas: 6.3g, Carbohidratos: 24.3g, Grasas: 0.8g

24. Yogurt de Arroz con Ciruelas Frescas y Semillas de Chía

Ingredientes:

2 cucharadas de semillas de chía, remojada

½ taza de leche de almendra

½ taza de yogurt de arroz

1.5 onzas quínoa

½ taza de agua

2 ciruelas medianas, en rodajas

1 cucharada de miel

Preparación:

Combinar el agua y leche de almendra en una cacerola mediana. Hervir y añadir la quínoa. Reducir el fuego y cocinar por 20 minutos, o hasta que todo el líquido evapore.

Transferir la quínoa a un tazón. Añadir el yogurt de arroz y semillas de chía.

Cubrir con ciruelas en rodajas y servir.

Información nutricional por porción: Kcal: 241, Proteínas: 4.9g, Carbohidratos: 25g, Grasas: 15.8g

25. Arroz con Nueces Pecanas

Ingredientes:

10 onzas de arroz marrón

1 cebolla pequeña, en trozos

1 taza de apio fresco, en trozos finos

1 pimiento mediano, en trozos

2 cucharadas de nueces pecanas, en trozos

1 cucharada de salvia seca, molida

2 cucharadas de aceite vegetal

1 taza de caldo de pollo, sin sal

12 onzas de agua

¼ cucharadita de sal

Preparación:

Combinar el caldo de pollo y agua en una olla grande y hervir. Añadir el arroz y revolver. Reducir el fuego al mínimo y tapar. Cocinar por 15-20 minutos, remover del fuego y dejar reposar por 5-6 minutos. Dejar a un lado.

Precalentar el aceite en una sartén antiadherente a fuego mínimo. Añadir las cebollas y freír hasta que trasluzcan. Agregar el apio y cocinar por 5 minutos más. Añadir los ingredientes restantes excepto las nueces. Revolver bien para combinar. Cocinar 1 minuto. Remover del fuego y servir caliente con nueces pecanas encima.

Información nutricional por porción: Kcal: 140, Proteínas: 2.8g, Carbohidratos: 22.3g, Grasas: 5.7g

26.   Pollo al Vapor

Ingredientes:

1 libra de patas de pollo, en trozos del tamaño de un bocado

¼ cucharadita de jengibre, molido

2 varas de jengibre, 2 pulgadas de largo

1 cucharada de ajo, molido

1 taza de cebollas de verdeo

¼ cucharadita de sal

3 cucharadas de aceite de oliva

Preparación:

Frotar el pollo con jengibre y sal. Dejar marinar por 10 minutos.

Tomar una fuente de hornear grande y poner las varas de jengibre y ajo en el fondo. Esparcir los trozos de pollo encima.

Hervir al vapor por 30-35 minutos a fuego máximo. Remover del fuego y dejar enfriar completamente. Poner en bolsas plásticas y transferir a agua fría.

Remover los huevos y acomodar en platos para servir. Mientras tanto, combinar las cebollas, aceite y una pizca de sal a un tazón. Rociar el pollo con la mezcla.

Servir con vegetales cocidos, como brócoli, coliflor, etc.

Información nutricional por porción: Kcal: 254, Proteínas: 26.7g, Carbohidratos: 3.2g, Grasas: 15.3g

27. Cazuela de Arroz

Ingredientes:

2 coronas de brócoli grandes, en trozos

7 onzas Brotes de Bruselas, por la mitad

1 taza de quínoa, lavada

4 tazas de caldo vegetal casero

2 cebollas pequeñas, en trozos finos

1 taza de sour crema de anacardo

2 cucharadita tomillo seco

4 cucharadas de aceite de oliva extra virgen

Sal y pimienta a gusto

Preparación:

Precalentar el horno a 400 grados.

En una cacerola grande, combinar la quínoa con caldo vegetal y tomillo seco. Añadir sal y pimienta a gusto y hervir. Reducir el fuego al mínimo y cocinar hasta que el líquido se haya absorbido, unos 12-15 minutos. Remover del fuego y dejar reposar.

Calentar el aceite de oliva en una cacerola grande. Añadir las cebollas y freír por 2-3 minutos, o hasta que trasluzcan. Agregar el brócoli trozado y brotes de Bruselas. Continuar cocinando por 10 minutos más, o hasta que estén blandos/crujientes.

Combinar la mezcla de brócoli con la quínoa en un tazón grande. Añadir la crema de anacardo y revolver bien. Poner en una cazuela levemente aceitada y hornear por 20 minutos, o hasta que la parte superior esté carbonizada y crujiente.

Servir.

Información nutricional por porción: Kcal: 352, Proteínas: 13g, Carbohidratos: 36.3g, Grasas: 18.2g

28. Sopa de Quínoa y Alcachofas

Ingredientes:

14 onzas de corazones de alcachofas, en lata

4 tazas de caldo vegetal, sin sal

1 taza de quínoa blanca, pre cocida

1 cebolla pequeña, en rodajas

2 cucharadas de jugo de limón fresco

1 diente de ajo, picado

1 taza de leche descremada

1 cucharadita de azúcar negra

¼ cucharadita de sal

¼ cucharadita de pimienta negra, molida

Preparación:

Poner la quínoa en una sartén antiadherente grande a fuego medio/alto. Cocinar por 5 minutos, revolviendo constantemente. Remover del fuego y transferir la quínoa a otro tazón.

Precalentar el aceite en la misma sartén y añadir las cebollas y ajo. Freír hasta que trasluzcan. Agregar el caldo vegetal, jugo de limón y quínoa.

Hervir y reducir el fuego al mínimo. Tapar y cocinar por 15 minutos, o hasta que esté blando.

Añadir las alcachofas y cocinar por 5-7 minutos. Remover del fuego y usar una batidora de mano para hacer puré la sopa.

Retornar al fuego y añadir azúcar y miel. Revolver constantemente por 2 minutos. Remover del fuego y rociar con sal y pimienta a gusto. Servir caliente.

Información nutricional por porción: Kcal: 191, Proteínas: 10.3g, Carbohidratos: 27.4g, Grasas: 5.3g

29.   Avena Rápida de Arce y Nueces Pecanas

Ingredientes:

2 tazas de copos de avena

2 cucharadas de harina de coco

½ taza de nueces pecanas, en trozos

3 cucharadas de pasas, en trozos

3 cucharadas de jarabe de arce

1 cucharada de miel

1 cucharadita de canela, molida

1 cucharadita de extracto de vainilla

Preparación:

Usar las instrucciones del paquete para cocinar la avena. Remover del fuego y dejar enfriar. Transferir a un tazón grande y añadir los otros ingredientes.

Revolver bien para combinar y servir con nueces extra si lo desea.

Información nutricional por porción: Kcal: 313, Proteínas: 5.6g, Carbohidratos: 63.5g, Grasas: 3.6g

30. Sopa de Espárragos y Puerro

Ingredientes:

1 libra de espárragos frescos, en trozos

1 taza de puerros, en trozos

2 tazas de caldo vegetal, sin sal

2 papas medianas, sin piel y en trozos

2 dientes de ajo, picados

1 cucharada de aceite de oliva

½ taza de frijoles verdes, pre cocidos

1 cucharada de perejil fresco, en trozos finos

2 tazas de leche descremada

¼ cucharadita de jugo de limón

¼ cucharadita de sal

¼ cucharadita de pimienta negra, molida

Preparación:

Precalentar el aceite en una sartén grande a fuego medio/bajo. Añadir los puerros y cocinar por 5-7 minutos, o hasta que ablanden. Agregar el ajo y cocinar un minuto más, revolviendo constantemente.

Añadir el caldo vegetal. Subir el fuego al máximo y agregar las papas. Tapar y cocinar hasta que las papas ablanden. Añadir los espárragos y frijoles verdes. Cocinar 4-5 minutos más. Remover del fuego y agregar los ingredientes restantes. Mezclar y transferir a una procesadora. Pulsar hasta que quede cremosa. Retornar a la sartén.

Cocinar por 15 minutos a fuego mínimo y remover. Dejar reposar y servir.

Información nutricional por porción: Kcal: 190, Proteínas: 8.7g, Carbohidratos: 28.8g, Grasas: 4.7g

31.   Fideos de Arroz Dulces

Ingredientes:

14oz fideos de arroz

2 cucharadas de aceite de oliva

2 cucharadita cúrcuma molida

2 tazas de leche de coco

½ taza de sour crema de anacardo

2 cucharadas de manteca de almendra

¼ taza de jugo de lima fresco

Un puñado de anacardos tostados

1 cucharadita de miel en polvo

1 cebolla mediana, en trozos finos

1 cucharada jengibre fresco, rallado

Preparación:

Remojar los fideos por 5 minutos. Colar y dejar a un lado.

Calentar el aceite de oliva y añadir la cúrcuma. Cocinar por 1 minuto y agregar la leche de coco. Hervir, reducir el fuego y añadir la manteca de almendra, crema de anacardo, jugo de lima fresco, anacardos, miel, cebolla y jengibre fresco. Continuar cocinando 5 minutos más.

Agregar los fideos y mezclar bien. Tapar y dejar calentar. Servir.

Información nutricional por porción: Kcal: 342, Proteínas: 3.9g, Carbohidratos: 24.7g, Grasas: 27g

32.   Batido de Cappuccino Helado

Ingredientes:

1 cucharadita de polvo instantáneo de café

1 cucharada de chocolate líquido

1 taza de leche descremada

¼ cucharadita de canela

1 cucharadita de miel

Preparación:

Combinar los ingredientes en una licuadora excepto la canela. Pulsar hasta que esté suave. Añadir cubos de hielo y pulsar nuevamente. Transferir a vasos y rociar con canela antes de servir.

Información nutricional por porción: Kcal: 169, Proteínas: 8.7g, Carbohidratos: 24.3g, Grasas: 3.1g

33. Yogurt de Almendra con Nueces

Ingredientes:

1 taza de yogurt de almendra

Un puñado de nueces, en trozos

1 cucharada de semillas de chía

1 cucharada de mermelada de higo casera

Preparación:

Combinar una taza de yogurt de almendra con semillas de chía. Cubrir con nueces y mermelada de higo. Servir inmediatamente.

Información nutricional por porción: Kcal: 192, Proteínas: 6.1g, Carbohidratos: 33g, Grasas: 7.9g

34. Ensalada Violeta de Primavera

Ingredientes:

½ repollo colorado mediano head

2 cebollas de verdeo grandes, en rodajas

2 zanahorias medianas, en rodajas

¼ taza de aceite de oliva extra virgen

2 cucharadas de jugo de limón fresco

½ cucharadita de sal marina

½ cucharadita de pimienta negra recién molida

Preparación:

Cortar el repollo en piezas grandes y llevarlo a una procesadora. Pulsar para que quede picado grueso.

Combinar la remolacha con las zanahorias y cebollas de verdeo. Mezclar con aceite de oliva, jugo de limón, sal marina y pimienta negra.

Información nutricional por porción: Kcal: 254, Proteínas: 1.1g, Carbohidratos: 8.5g, Grasas: 25.4g

35.　Cuscús al Romero

Ingredientes:

1 taza de cuscús instantáneo

2 zanahorias grandes

½ cucharadita de romero seco

1 taza de frijoles verdes, cocidos y colados

10 aceitunas verdes, sin carozo

1 cucharada de jugo de limón

1 cucharada de jugo de naranja

1 cucharada de ralladura de naranja

4 cucharadas de aceite de oliva

½ cucharadita de sal

Preparación:

Lavar y pelar las zanahorias. Cortar en rodajas finas. Calentar 2 cucharadas de aceite de oliva en una cacerola grande a fuego medio.

Añadir las zanahorias y cocinar revolviendo constantemente, unos 10-15 minutos. Agregar el romero, frijoles verdes, aceitunas y jugo de naranja. Mezclar bien.

Continuar cocinando y revolver ocasionalmente.

Combinar el jugo de limón con 1 taza de agua. Añadir esta mezcla a una cacerola y mezclar con 2 cucharadas de aceite de oliva, ralladura de naranja y sal. Dejar hervir y añadir el cuscús. Remover del fuego y dejar reposar por 15 minutos.

Combinar las dos mezclas en un tazón grande y revolver con una cuchara.

Información nutricional por porción: Kcal: 396, Proteínas: 1.8g, Carbohidratos: 12.9g, Grasas: 28g

36.   Palta Magra Grillada

Ingredientes:

1 ralladura de naranja, en trozos

¼ taza de agua

1 cucharada de curry molido

2 cucharadas de aceite de oliva

1 cucharada de salsa de tomate

1 cucharadita de perejil picado

¼ cucharadita de pimienta roja

¼ cucharadita de sal marina

Preparación:

Calentar el aceite de oliva en una sartén grande a fuego medio. En un tazón pequeño, combinar el curry molido, salsa de tomate, perejil, pimienta roja y sal marina. Añadir agua y cocinar por 5 minutos a fuego medio.

Agregar la palta, revolver bien, y cocinar unos minutos más, hasta que el líquido evapore. Apagar el fuego y tapar.

Dejar reposar por 15-20 minutos antes de servir.

Información nutricional por porción: Kcal: 332, Proteínas: 2.2g, Carbohidratos: 10.2g, Grasas: 33g

37. Omelette de Pavo y Coliflor

Ingredientes:

1 libra de pechuga de pavo, sin hueso ni piel

2 libras de coliflor, rallada

4 dientes de ajo, aplastados

3 huevos grandes

1 taza de cebollas de verdeo, en trozos

4 cucharadas de aceite de oliva

¼ cucharadita de sal marina

¼ cucharadita de pimienta negra, molida

Preparación:

Remover el exceso de líquido de la coliflor y transferirla a un tazón grande. Dejar a un lado.

Precalentar el aceite en una sartén grande a fuego medio/alto. Añadir el ajo y freír hasta que trasluzca. Agregar la carne y cocinar por unos 10-15 minutos, o hasta que esté casi lista. Reducir el fuego al mínimo.

Mientras tanto, batir los huevos en un tazón y verter en la sartén. Añadir la coliflor rallada. Agregar una pizca de sal y pimienta a gusto. Cocinar hasta que los huevos estén listos y la coliflor blanda pero crujiente.

Añadir la cebolla de verdeo y esparcirla sobre la carne. Cocinar 1 minuto más y remover del fuego. Añadir sal si es necesario.

Servir caliente.

Información nutricional por porción: Kcal: 361, Proteínas: 29.3g, Carbohidratos: 20.1g, Grasas: 19.3g

38. Champiñones Horneados en Salsa de Tomate

Ingredientes:

1 taza de champiñones

1 tomate grande

3 cucharadas de aceite de oliva

2 dientes de ajo

1 cucharada de albahaca fresca

sal y pimienta a gusto

Preparación:

Lavar y pelar el tomate. Cortar en trozos pequeños. Picar el ajo y mezclarlo con el tomate y albahaca fresca. Calentar el aceite de oliva en una sartén y poner el tomate en ella. Añadir ¼ taza de agua, mezclar bien y cocinar por 15 minutos a fuego mínimo, hasta que el agua evapore. Revolver constantemente. Remover del fuego.

Lavar y colar los champiñones. Ponerlos en una fuente de hornear pequeña y esparcir la salsa de tomate encima. Añadir sal y pimienta gusto.

Hornear a 300 grados por unos 10-15 minutos.

Información nutricional por porción: Kcal: 209, Proteínas: 2.1g, Carbohidratos: 5.8g, Grasas: 21.4g

39.   Sopa de Papa Agria

Ingredientes:

1 papa grande, sin piel y en trozos del tamaño de un bocado

1 cebolla mediana, sin piel y en trozos finos

2 zanahorias pequeñas, en rodajas

4 tazas de caldo vegetal

Un puñado de perejil fresco

1 cucharada de vinagre de sidra de manzana

1 cucharadita de sal

½ cucharadita de pimienta

2 cucharadas aceite de oliva extra virgen

Preparación:

Calentar el aceite en una sartén. Añadir las cebollas y freír hasta que trasluzcan. Agregar las zanahorias y papas. Continuar cocinando por 5 minutos más.

Verter el caldo vegetal, sidra de manzana, sal y pimienta. Reducir el fuego al mínimo y cocinar hasta que las papas estén blandas.

Servir caliente.

Información nutricional por porción: Kcal: 192, Proteínas: 7.2g, Carbohidratos: 22.3, Grasas: 8.5g

40. Ensalada de Champiñones con Gorgonzola

Ingredientes:

1 libra de champiñones, en trozos

4 onzas de Queso gorgonzola, desmenuzado

1 pimiento, asado, en trozos finos

1 taza de Lechuga romana, en trozos

1 taza de crema agria

1 cucharada de mayonesa

1 cucharada de vinagre balsámico

1 diente de ajo, picado

1 cucharada de manteca

¼ cucharadita de sal

¼ cucharadita de pimienta negra, molida

Preparación:

Combinar el queso, crema agria, vinagre, mayonesa,

pimienta roja y ajo en un tazón grande. Aplastar bien con un tenedor o una batidora eléctrica. Rociar con sal y pimienta y dejar reposar.

Derretir la manteca en una sartén grande a fuego medio/alto. Añadir los champiñones y cocinar por 10 minutos, o hasta que estén listos. Revolver ocasionalmente. Remover del fuego.

Poner un puñado de lechuga en un plato y verter la mezcla de queso encima. Cubrir con los champiñones y servir.

Información nutricional por porción: Kcal: 298, Proteínas: 12.1g, Carbohidratos: 11.9g, Grasas: 24.6g

41.   Berenjena Rellena con Atún

Ingredientes:

1 libra de filetes de atún, sin piel ni hueso

2 berenjenas medianas, por la mitad

3 cucharadas de alcaparras, coladas

1 cucharada de aceite de oliva

½ cucharadas de manteca, derretido

2 cucharadas de albahaca fresca, en trozos finos

¼ cucharadita de sal

Preparación:

Precalentar el horno a 370°F.

Combinar el atún, manteca y alcaparras en una procesadora. Pulsar hasta que esté suave y transferir a un tazón mediano. Añadir la albahaca y dejar a un lado.

En una fuente de hornear grande, poner papel de hornear. Esparcir las mitades de berenjena encima y rociar con aceite de oliva. Hornear hasta que estén blandas. Remover del horno y dejar reposar por 10 minutos.

Verter la mezcla de atún en cada berenjena. Rociar con sal a gusto. Cubrir con alcaparras o queso rallado. Servir.

Información nutricional por porción: Kcal: 322, Proteínas: 36.1g, Carbohidratos: 16.3g, Grasas: 12.6g

42.   Huevos Hervidos Agrios

Ingredientes:

2 cebollas medianas

4 huevos hervidos

1 taza de pepinillos trozados

1 cucharadita de jengibre fresco rallado

1 cucharada de crema baja en grasa

1 cucharada de jugo de limón

1 cucharada de aceite de oliva

1 cucharadita de cúrcuma molida

sal to taste

Preparación:

Pelar y cortar las cebollas. Salarlas y dejarlas reposar por 5 minutos. Lavar y estrujar, y rociar con jugo de limón.

Añadir los huevos a una olla de agua hirviendo. Agregar 1 cucharada de bicarbonato de sodio al agua para facilitar el pelado.

Hervir los huevos por 8 minutos. Colar y poner bajo agua fría. Pelar y cortarlos en rodajas.

Combinar los huevos con pepinillos y jengibre. Añadir las cebollas y sazonar con aceite de oliva, crema baja en grasa, sal y cúrcuma. Servir frío.

Información nutricional por porción: Kcal: 247, Proteínas: 12.8g, Carbohidratos: 14.2g, Grasas: 16.2g

43.   Batido de Kiwi y Banana

Ingredientes:

2 kiwi mediano, sin piel

1 banana grande, en rodajas

1 cucharada de jugo de limón

½ taza de Yogurt griego

1 cucharada de miel

Preparación:

Combinar todos los ingredientes en una procesadora hasta que esté suave. Añadir cubos de hielo y pulsar nuevamente por 30 segundos. Transferir la mezcla a vasos y cubrir con miel para más dulzor.

Información nutricional por porción: Kcal: 178, Proteínas: 6.7g, Carbohidratos: 37.5g, Grasas: 1.7g

44.   Camarones en Salsa de Tomate con Papas

Ingredientes:

12 onzas de camarones, sin piel ni vaina

4 papas pequeñas, sin piel y por la mitad

2 cucharadas de crema pesada

4 cucharadas de Queso parmesano, rallado

1 cucharadita de orégano

2 cucharadas de aceite de oliva

2 tomates medianos, licuados

¼ cucharadita de sal

¼ cucharadita de pimienta negra, molida

Preparación:

Poner las papas en una olla grande a fuego medio/alto. Rociar con sal a gusto y cocinar hasta que ablanden. Remover del fuego y colar. Dejar a un lado.

Mientras tanto, poner los tomates en una licuadora y pulsar hasta que estén suaves. Dejar a un lado.

Precalentar el aceite en una sartén antiadherente grande a fuego medio/alto. Añadir los camarones y mezcla de tomate. Revolver bien y cocinar por 5-6 minutos. Agregar la crema y queso y revolver bien. Cocinar hasta que el queso derrita. Remover del fuego y dejar enfriar un rato.

Poner las papas en un plato. Verter la salsa de camarones encima. Rociar con orégano a gusto y servir.

Información nutricional por porción: Kcal: 317, Proteínas: 23.1g, Carbohidratos: 30.8g, Grasas: 11.6g

45.   Ensalada de Pepino, Quínoa y Bayas

Ingredientes:

1 pepino grande, en rodajas

1 taza de quínoa blanca, pre cocida

1 taza de arándanos agrios frescos

1 taza de arándanos frescos

2 cucharadas de almendras, en trozos

1 cebolla morada pequeña en cubos

1 cucharadita de jarabe de arce

1 cucharada de aceite de oliva

2 cucharadas de vinagre balsámico

Preparación:

Poner la quínoa en una olla grande. Verter suficiente agua hasta cubrir. Hervir y reducir el fuego al mínimo. Cocinar por 13-15 minutos y remover del fuego. Dar volumen con una cuchara y transferir a un tazón grande. Dejar reposar.

Mientras tanto, combinar el aceite, vinagre y jarabe de arce. Batir bien para combinar y verter sobre la quínoa.

Añadir los pepinos, cebollas y frutas y revolver bien. Dejar a un lado o refrigerar por 20 minutos antes de servir.

Información nutricional por porción: Kcal: 171, Proteínas: 4.7g, Carbohidratos: 30.4g, Grasas: 4.3g

46.   Panqueques de Bayas Mixtas

Ingredientes:

3 huevos

½ cup harina de coco

½ taza harina de almendra

1 taza de leche de coco

1 cucharadita de vinagre de manzana

1 cucharadita vainilla, picada

½ cucharadita de bicarbonato de sodio

¼ cucharadita sal

aceite de coco para freír

3 tazas de bayas frescas mixtas

Preparación:

En un tazón grande, combinar la harina de coco, harina de almendra, vainilla, bicarbonato de sodio y sal. En un tazón más pequeño, mezclar la leche de coco y vinagre de manzana. Combinar ambas mezclas batiendo hasta obtener una masa homogénea.

Usando una sartén antiadherente, calentar el aceite de coco a fuego medio. Poner la cantidad deseada de masa encima. Freír por 2-3 minutos de cada lado.

Cubrir con bayas frescas mixtas y 1 cucharada de jarabe de agave.

Información nutricional por porción: Kcal: 186, Proteínas: 11.9g, Carbohidratos: 55g, Grasas: 19.5g

47.   Galletas de Banana y Pasas

Ingredientes:

1 banana grande, en rodajas

¼ taza de pasas secas

1 ½ taza de harina común

½ cucharadita de polvo de hornear

1 taza de copos de avena

1 cucharadita de bicarbonato de sodio

2 cucharadas de manteca

1 huevo grande

3 cucharadas de miel

1 cucharadita de extracto de vainilla

½ taza de chocolate amargo, en trozos finos

2 cucharadas de nueces, en trozos

¼ cucharadita de sal

Preparación:

Precalentar el horno a 375°F.

Combinar la harina, bicarbonato de sodio y polvo de hornear en un tazón grande. Mezclar bien con una cuchara y añadir miel, manteca, sal, banana y vainilla. Usar una batidora de mano para combinar y mezclar hasta obtener una masa espesa. Formar las galletas con la mano y pasarlas por copos de avena, chocolate, pasas y nueces.

Poner papel de hornear sobre una fuente y las galletas encima. Llevar al horno y cocinar por 10-15 minutos hasta que doren y estén crujientes.

Remover del fuego y dejar enfriar antes de servir.

Información nutricional por porción: Kcal: 562, Proteínas: 10.3g, Carbohidratos: 90.2g, Grasas: 17.5g

48.   Pilaf de Arroz con Espinaca

Ingredientes:

1 taza de arroz marrón, pre cocido, lavado y colado

1 libra de espinaca fresca, pre cocida

1 diente de ajo, picado

1 cebolla pequeña, en cubos

1 cucharada de aceite vegetal

1 cucharadita de tomillo seco, molido

¼ taza de queso cheddar, rallado

2 huevos grandes

Preparación:

Precalentar el horno a 350°F.

Poner el arroz en una olla grande y verter agua hasta cubrir. Cocinar por 30 minutos. Remover del fuego, colar y lavar con agua fría. Dejar a un lado.

Poner la espinaca en la misma olla y cubrir con agua. Cocinar hasta que ablande. Remover y dejar a un lado.

Precalentar el aceite en la misma olla y añadir la cebolla y ajo. Freír hasta que trasluzcan y remover del fuego.

Combinar el arroz y espinaca, queso y tomillo en un tazón grande. Batir los huevos en el bowl y revolver bien para combinar. Rociar con sal a gusto.

Engrasar una fuente de hornear antiadherente y esparcir la mezcla. Cubrir con papel aluminio y llevar al horno. Cocinar por 20-25 minutos. Remover el papel aluminio y cocinar otros 5-6 minutos. Remover del fuego y cortar en 4 porciones.

Puede cubrirlo con una cucharada de crema agria, pero esto es opcional.

Información nutricional por porción: Kcal: 301, Proteínas: 12.2g, Carbohidratos: 42.3g, Grasas: 10.3g

49.   Trucha con Vegetales

Ingredientes:

2 libras de filete de trucha, sin hueso

1 tomate mediano, en gajos

1 pimiento mediano, en tiras

1 cebolla pequeña, en rodajas

3 cucharadas de jugo de limón

3 cucharadas de cilantro, en trozos

1 cucharadita de romero, en trozos finos

¼ cucharadita de sal marina

¼ cucharadita de pimienta negra, molida

Preparación:

Precalentar el horno a 350°F.

Lavar, secar y poner los filetes en una fuente de hornear engrasada.

Combinar el tomate, pimienta, cebolla, jugo de limón, cilantro, sal y pimiento en un tazón. Revolver bien y verter la mezcla sobre los filetes. Llevar al horno y cocinar por 20 minutos, o hasta que el pescado esté blando,

Información nutricional por porción: Kcal: 305, Proteínas: 34.2g, Carbohidratos: 4.3, Grasas: 11.4g

50.   Ensalada de Papa

Ingredientes:

3 libras papas grandes, pre cocidos

1 taza de apio fresco, en trozos

½ taza de cebollas de verdeo, en trozos

¼ taza de crema agria

½ taza de queso Cottage, desmenuzado

1 cucharada de jugo de limón

1 cucharadita de vinagre de sidra de manzana

½ cucharadas de mostaza amarilla

¼ cucharadita de sal

¼ cucharadita de pimienta negra, molida

Preparación:

Poner las papas en una olla de agua hirviendo y cocinar hasta que ablanden. Colar y dejar enfriar.

Combinar las papas, cebollas de verdeo, apio, perejil y cebollas verdes en un tazón grande. Dejar a un lado.

Mientras tanto, combinar la crema agria, jugo de limón, vinagre, mostaza, sal y pimienta en una procesadora. Pulsar hasta que esté suave y verter sobre la ensalada previamente hecha. Refrigerar por 1 hora antes de servir.

Información nutricional por porción: Kcal: 302, Proteínas: 9.8g, Carbohidratos: 57.1, Grasas: 4.2g

Jugos

1.   Jugo de Repollo y Manzana

Ingredientes:

1 taza de repollo verde, en trozos

1 manzana Granny Smith pequeña, sin centro

2 tazas de brócoli, en trozos

1 taza de coliflor, en trozos

¼ cucharadita de cúrcuma, molida

2 onzas de agua

Preparación:

Lavar el repollo bajo agua fría, y colar. Trozar y dejar a un lado.

Lavar la manzana y cortarla por la mitad. Remover el centro y trozar. Dejar a un lado.

Lavar el brócoli y recortar las capas externas. Trozar y rellenar un vaso medidor. Reservar el resto.

Lavar la coliflor y recortar las hojas externas. Trozar y

rellenar un vaso medidor. Reservar el resto en la nevera.

Lavar el tallo de cebolla y trozar. Dejar a un lado.

Combinar el repollo, manzana, brócoli y coliflor en una juguera, y pulsar.

Transferir a un vaso y añadir la cúrcuma y agua. Refrigerar 5 minutos antes de servir.

Información nutricional por porción: Kcal: 142, Proteínas: 8.9, Carbohidratos: 42.2g, Grasas: 1.3g

2.   Jugo de Manzana y Kiwi

Ingredientes:

1 manzana Roja Deliciosa, sin centro y en trozos

1 kiwi entero, sin piel y en trozos

1 taza de arándanos

1 limón entero, por la mitad

¼ cucharadita de jengibre, molido

1 onza de agua

Preparación:

Lavar la manzana y cortarla por la mitad. Remover el centro y trozar. Dejar a un lado.

Pelar el kiwi y trozarlo. Reservar el jugo.

Poner los arándanos en un colador. Lavar bajo agua fría y colar. Rellenar un vaso medidor y reservar el resto en la nevera.

Pelar el limón y cortarlo por la mitad. Dejar a un lado.

Combinar la manzana, kiwi, arándanos y limón en una

juguera, y pulsar. Transferir a un vaso y añadir el jengibre, agua y jugo de kiwi.

Agregar hielo picado y servir inmediatamente.

Información nutricional por porción: Kcal: 217, Proteínas: 3.2g, Carbohidratos: 66.2g, Grasas: 1.3g

3.   Jugo Verde de Coco

Ingredientes:

1 taza de verdes de remolacha, en trozos

1 taza de col rizada, en trozos

1 taza de perejil, en trozos

2 pepinos pequeños, sin piel

1 lima entera, sin piel y por la mitad

1 cucharada de jarabe de agave

3 cucharadas de agua de coco

Preparación:

Combinar los verdes de remolacha, col rizada y perejil en un colador grande. Lavar bajo agua fría y colar. Trozar y dejar a un lado.

Lavar el pepino y cortarlo en rodajas. Dejar a un lado.

Pelar la lima y cortarla por la mitad. Dejar a un lado.

Combinar los verdes de remolacha, col rizada, perejil, pepino y lima en una juguera. Pulsar, transferir a un vaso y añadir el agave y agua de coco.

Mezclar bien y servir frío.

Información nutricional por porción: Kcal: 139, Proteínas: 10.6g, Carbohidratos: 42.2g, Grasas: 1.9g

4.   Jugo de Pera y Frambuesa

Ingredientes:

3 peras grandes, sin centro y en trozos

1 taza de frambuesas frescas

1 remolacha mediana, recortada

1 limón grande, sin piel

1 onza de agua

Preparación:

Lavar la pera y cortarla por la mitad. Remover el centro y trozar. Dejar a un lado.

Lavar las frambuesas en un colador y colar. Dejar a un lado.

Lavar la remolacha y recortar las partes verdes. Pelar y trozar. Dejar a un lado.

Pelar el limón y cortarlo por la mitad. Dejar a un lado.

Combinar la pera, frambuesas, remolacha y limón en una juguera. Pulsar.

Transferir a un vaso y añadir el agua. Agregar hielo picado

y servir inmediatamente.

Información nutricional por porción: Kcal: 378, Proteínas: 2.7g, Carbohidratos: 133g, Grasas: 2.7g

5.   Jugo de Acelga y Manzana

Ingredientes:

1 taza de Acelga, en trozos

1 manzana verde grande, sin centro

1 taza de albahaca fresca, en trozos

1 limón grande, sin piel

1 taza de menta fresca, en trozos

2 onzas de agua

Preparación:

Combinar la albahaca, acelga y menta en un colador grande. Lavar bajo agua fría. Trozar y dejar a un lado.

Lavar la manzana y cortarla por la mitad. Remover el centro y trozar. Dejar a un lado.

Pelar el limón y cortarlo por la mitad.

Combinar la acelga, manzana, albahaca, menta y limón en una juguera, y pulsar. Transferir a un vaso y añadir el agua.

Refrigerar 5 minutos antes de servir.

Información nutricional por porción: Kcal: 126, Proteínas: 3.9g, Carbohidratos: 39.1g, Grasas: 1.1g

6.   Jugo de Zanahoria y Berro

Ingredientes:

2 zanahorias grandes, en rodajas

1 taza de berro, en trozos

1 taza de ananá, en trozos

1 lima grande, sin piel

1 nudo de jengibre pequeño, sin piel

2 onzas de agua

Preparación:

Lavar y pelar las zanahorias. Cortar en rodajas finas y dejar a un lado.

Lavar el berro bajo agua fría. Romper con las manos y dejar a un lado.

Cortar la parte superior del ananá y pelarlo. Trozar y dejar a un lado.

Pelar la lima y cortarla por la mitad. Dejar a un lado.

Pelar el jengibre y trozarlo. Dejar a un lado.

Combinar las zanahorias, berro, ananá, limón y jengibre en una juguera, y pulsar.

Transferir a un vaso y añadir agua.

Agregar hielo y servir.

Información nutricional por porción: Kcal: 135, Proteínas: 3.3g, Carbohidratos: 40.6g, Grasas: 3.3g

7.   Jugo de Apio y Cúrcuma

Ingredientes:

1 taza de apio, en trozos

¼ cucharadita de cúrcuma, molida

1 taza de espárragos, recortados

1 pimiento verde grande, en trozos

¼ cucharadita de jengibre, molido

1 onza de agua

Preparación:

Lavar y trozar el apio. Dejar a un lado.

Lavar los espárragos y recortar las puntas. Trozar y rellenar un vaso medidor. Reservar el resto en la nevera.

Lavar el pimiento y cortarlo por la mitad. Remover la rama y semillas. Trozar y dejar a un lado.

Combinar el apio, espárragos y pimiento en una juguera, y pulsar. Transferir a un vaso y añadir la cúrcuma, jengibre y agua.

Agregar hielo y servir inmediatamente.

Información nutricional por porción: Kcal: 48, Proteínas: 5.1g, Carbohidratos: 15.8g, Grasas: 0.6g

8.   Jugo de Manzana y Espárragos

Ingredientes:

1 manzana Granny Smith grande, sin centro

1 taza de espárragos frescos, recortados

3 naranjas medianas, sin piel y en gajos

¼ cucharadita de cúrcuma, molida

2 onzas de agua

Preparación:

Pelar las naranjas y dividirlas en gajos. Dejar a un lado.

Lavar la manzana y remover el centro. Trozar y dejar a un lado.

Lavar los espárragos bajo agua fría y recortar las puntas. Trozar y dejar a un lado.

Combinar la manzana, espárragos y naranjas en una juguera, y pulsar. Transferir a un vaso y añadir la cúrcuma y agua.

Refrigerar 5 minutos antes de servir.

Información nutricional por porción: Kcal: 316, Proteínas: 9.1g, Carbohidratos: 98.1g, Grasas: 1.2g

9.   Jugo de Pera y Pimiento

Ingredientes:

1 pera grande, sin centro y en trozos

1 pimiento rojo grande, en trozos

2 tazas de remolachas, en trozos

1 limón grande, sin piel

1 rodaja de jengibre pequeña, sin piel

2 onzas de agua

Preparación:

Lavar la pera y cortarla por la mitad. Remover el centro y trozar. Dejar a un lado.

Lavar el pimiento y cortarlo por la mitad. Remover las semillas y trozar. Dejar a un lado.

Lavar las remolachas y recortar las puntas verdes. Trozar y rellenar un vaso medidor. Reservar los verdes para otro jugo. Dejar a un lado.

Pelar el limón y cortarlo por la mitad. Dejar a un lado.

Pelar el jengibre y cortarlo por la mitad. Dejar a un lado.

Combinar la pera, pimiento, remolachas, limón y jengibre en una juguera. Pulsar y transferir a vasos.

Añadir el agua y un poco de hielo antes de servir.

Información nutricional por porción: Kcal: 239, Proteínas: 7.5g, Carbohidratos: 76.7g, Grasas: 1.4g

10. Jugo de Palta y Col Rizada

Ingredientes:

1 taza de palta, en cubos

1 taza de col rizada fresca, en trozos

2 tazas de Lechuga Iceberg, en trozos

1 kiwi entero, sin piel y por la mitad

1 pepino entero, en rodajas

Preparación:

Pelar la palta y cortarla por la mitad. Remover el carozo y cortar en cubos. Rellenar un vaso medidor y reservar el resto.

Combinar la col rizada y lechuga en un colador grande. Lavar bajo agua fría y trozar. Dejar a un lado.

Pelar el kiwi y cortarlo por la mitad. Dejar a un lado.

Lavar el pepino y cortarlo en rodajas. Rellenar un vaso medidor y reservar el resto.

Combinar la palta, col rizada, lechuga, kiwi y pepino en una juguera, y pulsar. Transferir a un vaso y añadir hielo antes de servir.

Información nutricional por porción: Kcal: 304, Proteínas: 9.8g, Carbohidratos: 42.8g, Grasas: 23.6g

11. Jugo de Espinaca y Berro

Ingredientes:

2 tazas de espinaca, en trozos

1 taza de berro, en trozos

1 taza de col rizada, en trozos

1 taza de Acelga, en trozos

¼ cucharadita de jengibre, molido

1 onza de agua

Preparación:

Combinar la espinaca, berro, col rizada y acelga en un colador grande. Lavar bajo agua fría, colar y trozar.

Transferir los verdes a una juguera y pulsar. Transferir a un vaso y añadir el jengibre y agua.

Refrigerar 10 minutos antes de servir.

Información nutricional por porción: Kcal: 87, Proteínas: 16.3g, Carbohidratos: 22.9g, Grasas: 2.4g

12. Jugo de Banana y Manzana

Ingredientes:

1 taza de semillas de granada

1 banana grande, en trozos

1 manzana Granny Smith pequeña, sin centro

1 taza de frambuesas

¼ cucharadita de jengibre, molido

Preparación:

Pelar la banana y trozarla. Dejar a un lado.

Lavar la manzana y cortarla por la mitad. Remover el centro y trozar. Dejar a un lado.

Cortar la parte superior de la granada y bajar hacia las membranas blancas. Remover las semillas a un vaso medidor y dejar a un lado.

Lavar las frambuesas bajo agua fría, colar y dejar a un lado.

Combinar la banana, manzana, semillas de granada y frambuesas en una juguera, y pulsar. Transferir a un vaso y añadir el jengibre.

Agregar hielo y servir inmediatamente.

Información nutricional por porción: Kcal: 265, Proteínas: 5.1g, Carbohidratos: 81.6g, Grasas: 2.5g

13. Jugo de Moras y Menta

Ingredientes:

1 taza de moras

1 taza de menta fresca, en trozos

1 lima entera, sin piel

1 taza de ananá, en trozos

2 onzas de agua de coco

Preparación:

Poner las moras en un colador grande. Lavar bajo agua fría, colar y dejar a un lado.

Lavar y colar la menta. Trozar y dejar a un lado.

Pelar la lima y cortarla por la mitad. Dejar a un lado.

Cortar la parte superior del ananá. Remover la piel y cortar en rodajas finas. Rellenar un vaso medidor y reservar el resto.

Combinar las moras, menta, lima y ananá en una juguera. Pulsar y transferir a un vaso.

Añadir el agua de coco y algunos cubos de hielo antes de servir.

Información nutricional por porción: Kcal: 125, Proteínas: 4g, Carbohidratos: 42.9g, Grasas: 1.2g

14.   Jugo de Naranja y Uva

Ingredientes:

1 naranja roja grande, sin piel

1 taza de uvas verdes

1 taza de remolachas, recortadas y en rodajas

1 damasco entero, sin carozo

1 cucharada de agua de coco

Preparación:

Pelar la naranja y dividirla en gajos. Cortar cada gajo por la mitad y dejar a un lado.

Lavar las uvas y remover las ramas. Dejar a un lado.

Lavar las remolachas y recortar las puntas verdes. Cortar en rodajas y rellenar un vaso medidor. Reservar el resto.

Lavar el damasco y cortarlo por la mitad. Remover el carozo y trozar. Dejar a un lado.

Combinar la naranja, uvas, remolachas y damascos en una juguera, y pulsar. Transferir a un vaso y añadir el agua de coco.

Agregar hielo y servir inmediatamente.

Información nutricional por porción: Kcal: 184, Proteínas: 4.9g, Carbohidratos: 54.3g, Grasas: 0.9g

15.   Jugo de Limón y Sandía

Ingredientes:

1 limón entero, sin piel

1 taza de sandía, en trozos

1 pera grande, en trozos

1 taza de arándanos agrios

¼ cucharadita de canela, molida

1 onza de agua

Preparación:

Pelar el limón y cortarlo por la mitad. Dejar a un lado.

Cortar la sandía por la mitad. Cortar un gajo grane y reservar el resto en la nevera. Pelar la rodaja y cortarla en cubos. Remover las semillas y rellenar un vaso medidor. Dejar a un lado.

Lavar la pera y cortarla por la mitad. Remover el centro y trozar. Dejar a un lado.

Poner los arándanos agrios en un colador y lavar bajo agua fría. Colar y dejar a un lado.

Combinar el limón, sandía, pera y arándanos agrios en una juguera, y pulsar. Transferir a un vaso y añadir la canela y agua.

Refrigerar 5 minutos antes de servir.

Información nutricional por porción: Kcal: 186, Proteínas: 2.8g, Carbohidratos: 64.1g, Grasas: 0.8g

16. Jugo de Ciruela y Cantalupo

Ingredientes:

1 ciruela entera, en trozos

1 taza de cantalupo, en trozos

1 naranja grande, sin piel

1 taza de menta fresca, en trozos

¼ cucharadita de jengibre, molido

Preparación:

Lavar la ciruela y cortarla por la mitad. Remover el carozo y trozar. Dejar a un lado.

Cortar el cantalupo por la mitad. Remover las semillas y pulpa. Cortar y pelar un gajo grande. Trozar y rellenar un vaso medidor. Reservar el resto en la nevera.

Pelar la naranja y dividirla en gajos. Cortar cada gajo por la mitad y dejar a un lado.

Lavar la menta bajo agua fría. Trozar y dejar a un lado.

Combinar la naranja, ciruela, cantalupo y menta en una juguera, y pulsar. Transferir a un vaso y añadir el jengibre.

Agregar hielo y servir inmediatamente.

Información nutricional por porción: Kcal: 151, Proteínas: 4.4g, Carbohidratos: 45.6g, Grasas: 0.9g

17.   Jugo de Banana y Lima

Ingredientes:

1 banana grande, en trozos

1 lima entera, sin piel

1 taza de sandía, en trozos

1 taza de menta fresca, en trozos

1 manzana Granny Smith pequeña, sin centro

¼ cucharadita de canela, molida

Preparación:

Pelar la banana y trozarla. Dejar a un lado.

Pelar la lima y cortarla por la mitad. Dejar a un lado.

Cortar la sandía por la mitad. Cortar un gajo grane y reservar el resto en la nevera. Pelar la rodaja y cortarla en cubos. Remover las semillas y rellenar un vaso medidor. Dejar a un lado.

Lavar la menta bajo agua fría. Colar y trozar. Dejar a un lado.

Lavar la manzana y cortarla por la mitad. Remover el centro y trozar. Dejar a un lado.

Combinar la banana, lima, sandía, menta y manzana en una juguera, y pulsar. Transferir a un vaso y añadir la canela.

Agregar hielo picado y servir inmediatamente.

Información nutricional por porción: Kcal: 239, Proteínas: 4.2g, Carbohidratos: 69.5g, Grasas: 1.2g

18.   Jugo de Moras y Manzana

Ingredientes:

1 taza de moras

1 manzana Dorada Deliciosa pequeña, sin centro

1 taza de frutillas, en trozos

1 pera grande, en trozos

¼ cucharadita de canela, molida

1 onza de agua

Preparación:

Lavar las moras usando un colador. Colar y dejar a un lado.

Lavar la manzana y cortarla por la mitad. Remover el centro y trozar. Dejar a un lado.

Lavar las frutillas y remover las hojas. Trozar y rellenar un vaso medidor. Reservar el resto en la nevera.

Lavar la pera y cortarla por la mitad. Remover el centro y trozar. Dejar a un lado.

Combinar las moras, manzana, frutillas y pera en una

juguera, y pulsar. Transferir a un vaso y añadir la canela.

Refrigerar 5 minutos antes de servir.

Información nutricional por porción: Kcal: 246, Proteínas: 4.2g, Carbohidratos: 82.1g, Grasas: 1.7g

19.   Jugo de Hinojo y Manzana

Ingredientes:

1 taza de hinojo, en trozos

1 manzana Granny Smith pequeña, sin centro

1 naranja grande, sin piel

1 taza de arándanos

¼ cucharadita de jengibre, molido

Preparación:

Recortar las capas marchitas del hinojo. Trozarlo y rellenar un vaso medidor. Reservar el resto.

Lavar la manzana y cortarla por la mitad. Remover el centro y trozar. Dejar a un lado.

Pelar la naranja y dividirla en gajos. Cortar cada gajo por la mitad y dejar a un lado.

Poner los arándanos en un colador y lavarlas bajo agua fría. Colar y dejar a un lado.

Combinar el hinojo, manzana, naranja y arándanos en una juguera, y pulsar. Transferir a un vaso y añadir el jengibre.

Agregar cubos de hielo y servir inmediatamente.

Información nutricional por porción: Kcal: 222, Proteínas: 4.5g, Carbohidratos: 69.1g, Grasas: 1.5g

20. Jugo de Espinaca y Granada

Ingredientes:

1 taza de espinaca fresca, en trozos

1 taza de semillas de granada

1 taza de batata, en cubos

1 limón entero, sin piel

2 onzas de agua

Preparación:

Lavar la espinaca bajo agua fría. Colar y trozar. Dejar a un lado.

Cortar la parte superior de la granada y bajar hacia las membranas blancas. Remover las semillas a un vaso medidor y dejar a un lado.

Pelar la batata y cortarla en cubos. Poner en una olla profunda y añadir 3 tazas de agua. Hervir y cocinar por 5 minutos. Remover del fuego y colar. Dejar a un lado.

Pelar el limón y cortarlo por la mitad. Dejar a un lado.

Combinar la espinaca, semillas de granada, batata y limón

en una juguera. Pulsar.

Transferir a un vaso y añadir el agua. Agregar hielo y servir inmediatamente.

Información nutricional por porción: Kcal: 195, Proteínas: 10.2g, Carbohidratos: 56.1g, Grasas: 2.1g

21.   Jugo de Sandía y Banana

Ingredientes:

1 gajo grande de sandía

1 banana grande, en rodajas

1 taza de frutillas, en trozos

2 duraznos enteros, sin carozo

Preparación:

Cortar la sandía por la mitad. Cortar un gajo grane y reservar el resto en la nevera. Pelar la rodaja y cortarla en cubos. Remover las semillas y rellenar un vaso medidor. Dejar a un lado.

Pelar la banana y cortarla en rodajas finas. Dejar a un lado.

Lavar las frutillas y remover las hojas. Trozar y rellenar un vaso medidor. Reservar el resto en la nevera.

Lavar las ciruelas y cortarlas por la mitad. Remover los carozos y trozar. Dejar a un lado.

Combinar la sandía, banana, frutillas y ciruelas en una juguera. Pulsar, transferir a un vaso y añadir hielo.

Servir inmediatamente.

Información nutricional por porción: Kcal: 273, Proteínas: 5.1g, Carbohidratos: 78.8g, Grasas: 1.6g

22.   Jugo de Espárragos y Verdes de Ensalada

Ingredientes:

1 taza de espárragos, recortados y en trozos

1 taza de verdes de ensalada, en trozos

1 tomate mediano, en trozos

1 taza de espinaca, en trozos

¼ cucharadita sal

1 rama de romero

Preparación:

Lavar los espárragos y recortar las puntas. Trozar y rellenar un vaso medidor. Dejar a un lado.

Combinar los verdes de ensalada y espinaca en un colador. Lavar bajo agua fría y colar. Trozar y dejar a un lado.

Lavar el tomate y ponerlo en un tazón pequeño. Trozarlo y reservar el jugo. Dejar a un lado.

Combinar los espárragos, verdes de ensalada, tomate y espinaca en una juguera, y pulsar. Transferir a un vaso y añadir el jugo de tomate y sal. Rociar con romero.

Servir inmediatamente.

Información nutricional por porción: Kcal: 66, Proteínas: 11.2g, Carbohidratos: 19.6g, Grasas: 1.5g

23. Jugo de Frutilla y Manzana

Ingredientes:

1 taza de frutillas, en trozos

1 manzana Granny Smith pequeña, sin centro y en trozos

1 guayaba entera, en trozos

1 limón entero, sin piel y por la mitad

¼ cucharadita de canela, molida

2 onzas de agua

Preparación:

Lavar las frutillas y remover las hojas. Trozar y rellenar un vaso medidor. Reservar el resto en la nevera. Dejar a un lado.

Lavar la manzana y cortarla por la mitad. Remover el centro y trozar. Dejar a un lado.

Pelar la guayaba y cortarla por la mitad. Remover las semillas y lavarlas. Trozar y dejar a un lado.

Pelar el limón y cortarlo por la mitad. Dejar a un lado.

Combinar las frutillas, manzana, guayaba y limón en una juguera, y pulsar. Transferir a un vaso y añadir la canela y agua.

Refrigerar 10 minutos antes de servir.

Información nutricional por porción: Kcal: 136, Proteínas: 3.6g, Carbohidratos: 43.9g, Grasas: 1.3g

24.   Jugo de Lechuga y Repollo

Ingredientes:

1 taza de lechuga de hoja roja, en trozos

1 taza de repollo morado, en trozos

1 alcachofa mediana, en trozos

1 taza de albahaca fresca, en trozos

1 taza de pepino, en rodajas

1 zanahoria grande, en rodajas

Preparación:

Combinar la lechuga y repollo en un colador grande, y lavar bajo agua fría. Colar y trozar. Dejar a un lado.

Recortar las capas externas de la alcachofa. Trozar y dejar a un lado.

Lavar la albahaca con agua fría y trozarla. Dejar a un lado.

Lavar el pepino y cortarlo en rodajas. Rellenar un vaso medidor y reservar el resto en la nevera.

Lavar y pelar la zanahoria. Cortar en rodajas finas y dejar a un lado.

Combinar la lechuga, repollo, alcachofa, albahaca, pepino y zanahoria en una juguera, y pulsar.

Transferir a un vaso y servir inmediatamente.

Información nutricional por porción: Kcal: 88, Proteínas: 7.6g, Carbohidratos: 30.1g, Grasas: 0.7g

25.   Jugo de Cereza y Banana

Ingredientes:

1 taza de cerezas, sin carozo

1 banana grande, sin piel

1 taza de arándanos

1 limón entero, sin piel

1 manzana Granny Smith pequeña, sin centro

¼ cucharadita de canela

Preparación:

Lavar las cerezas y cortarlas por la mitad. Remover los carozos y ramas. Dejar a un lado.

Pelar la banana y trozarla. Dejar a un lado.

Lavar los arándanos usando un colador grande. Colar y dejar a un lado.

Pelar el limón y cortarlo por la mitad. Dejar a un lado.

Lavar la manzana y cortarla por la mitad. Remover el centro y trozar. Dejar a un lado.

Combinar las cerezas, banana, arándanos, limón y manzana en una juguera, y pulsar. Transferir a un vaso y añadir la canela.

Agregar hielo y servir inmediatamente.

Información nutricional por porción: Kcal: 340, Proteínas: 5.5g, Carbohidratos: 102g, Grasas: 1.7g

26.   Jugo de Banana y Apio

Ingredientes:

1 banana mediana, en rodajas

1 tallo de apio mediano, en trozos

3 damascos enteros, en trozos

1 manzana pequeña, en trozos

Preparación:

Pelar la banana y trozarla. Dejar a un lado.

Lavar el tallo de apio y trozarlo. Dejar a un lado.

Lavar los damascos y cortarlos por la mitad. Remover los carozos y trozar. Dejar a un lado.

Lavar la manzana y cortarla por la mitad. Remover el centro y trozar. Dejar a un lado.

Combinar la banana, apio, damascos y manzana en una juguera, y pulsar. Transferir a un vaso y añadir hielo.

Servir inmediatamente.

Información nutricional por porción: Kcal: 154, Proteínas: 3.5g, Carbohidratos: 45.8g, Grasas: 1.1g

27. Jugo de Pepino y Cebolla

Ingredientes:

1 taza de pepino, en trozos

1 cebolla de verdeo, en trozos

1 tomate mediano, en trozos

1 pimiento amarillo, en trozos

¼ cucharadita de Sal Himalaya

3 onzas de agua

Preparación:

Poner el tomate en un tazón y cortarlo en cuartos. Reservar el jugo y dejar a un lado.

Lavar el pimiento y cortarlo por la mitad. Remover las semillas y trozar. Dejar a un lado.

Lavar el pepino y cortarlo en rodajas.

Lavar la cebolla de verdeo y trozarla. Dejar a un lado.

Combinar el pepino, cebolla, tomate y pimiento en una juguera, y pulsar.

Transferir a un vaso y añadir la sal, agua y jugo de tomate.

Agregar cubos de hielo antes de servir.

Información nutricional por porción: Kcal: 73, Proteínas: 3.7g, Carbohidratos: 20.1g, Grasas: 0.9g

28.   Jugo de Calabacín y Puerro

Ingredientes:

1 calabacín mediano, sin piel

1 puerro entero, en trozos

1 manzana verde grande, sin piel ni semillas

1 tazas de verdes de mostaza, en trozos

1 taza de Brotes de Bruselas

1 taza de chirivías, en rodajas

¼ cucharadita de jengibre, molido

Preparación:

Lavar el calabacín y cortarlo por la mitad. Remover las semillas, trozar y dejar a un lado.

Lavar el puerro y trozarlo. Dejar a un lado.

Lavar la manzana y remover el centro. Trozar y dejar a un lado.

Lavar los verdes de mostaza y romper con las manos. Dejar a un lado.

Lavar los brotes de Bruselas y recortar las hojas externas. Dejar a un lado.

Lavar las chirivías y cortarlas en rodajas. Dejar a un lado.

Procesar el calabacín, puerro, manzana, verdes de mostaza, brotes de Bruselas y chirivías en una juguera.

Transferir a vasos y refrigerar 10 minutos antes de servir.

Información nutricional por porción: Kcal: 284, Proteínas: 12.3g, Carbohidratos: 83.7g, Grasas: 2.4g

29.   Jugo de Apio y Remolacha

Ingredientes:

1 taza de apio, en trozos

1 taza de remolachas, en rodajas

1 taza de semillas de granada

1 taza de zapallo calabaza, en rodajas

1 cucharada de miel

¼ cucharadita de jengibre, molido

Preparación:

Lavar el apio y trozarlo. Dejar a un lado.

Lavar las remolachas y recortar las partes verdes. Trozar y dejar a un lado.

Cortar la parte superior de la granada, y bajar hacia las membranas blancas. Remover las semillas a un vaso medidor y dejar a un lado.

Lavar el zapallo calabaza y cortarlo por la mitad. Remover las semillas, trozar y dejar a un lado. Reservar el resto para otro jugo.

Procesar el apio, remolachas, verdes de remolacha, semillas de granada y calabaza en una juguera.

Transferir a vasos y añadir la miel.

Agregar hielo y servir inmediatamente.

Información nutricional por porción: Kcal: 132, Proteínas: 6.4g, Carbohidratos: 48.8g, Grasas: 1.8g

30.   Jugo de Naranja y Zanahoria

Ingredientes:

1 naranja grande, sin piel y en gajos

1 zanahoria grande, en rodajas

1 taza de calabaza, en cubos

1 taza de pepino, en rodajas

1 nudo de jengibre pequeño, en trozos

Preparación:

Pelar la naranja y dividirla en gajos. Cortar cada gajo por la mitad y dejar a un lado.

Lavar y pelar la zanahoria. Cortar en rodajas finas y dejar a un lado.

Cortar la parte superior de la calabaza, cortarla por la mitad y remover las semillas. Cortar un gajo grande y pelarlo. Cortarlo en cubos y rellenar un vaso medidor. Reservar el resto en la nevera.

Lavar el pepino y cortarlo en rodajas. Rellenar un vaso medidor y reservar. Dejar a un lado.

Pelar el jengibre y trozarlo. Dejar a un lado.

Combinar la naranja, zanahoria, calabaza, pepino y jengibre en una juguera. Pulsar, transferir a un vaso y agregar hielo.

Servir inmediatamente.

Información nutricional por porción: Kcal: 130, Proteínas: 4.1g, Carbohidratos: 39.1g, Grasas: 0.6g

31.   Jugo de Arándanos y Lechuga

Ingredientes:

1 taza de arándanos

1 taza de Lechuga romana, rallada

1 lima entera, sin piel

1 banana grande, en rodajas

1 pepino entero, en rodajas

1 onza de agua

Preparación:

Lavar los arándanos usando un colador pequeño. Colar y rellenar un vaso medidor. Dejar a un lado.

Lavar la lechuga bajo agua fría. Rallarla y rellenar un vaso medidor. Dejar a un lado.

Pelar la lima y cortarla por la mitad. Dejar a un lado.

Pelar la banana y cortar en rodajas. Dejar a un lado.

Lavar el pepino y cortarlo en rodajas. Dejar a un lado.

Combinar los arándanos, lechuga, lima, banana y pepino en

una juguera, y pulsar. Transferir a un vaso y añadir el agua. Agregar hielo picado y servir inmediatamente.

Información nutricional por porción: Kcal: 176, Proteínas: 9.8g, Carbohidratos: 49.5g, Grasas: 1.7g

32.   Jugo de Albahaca y Palta

Ingredientes:

1 taza de albahaca fresca, en trozos

1 taza de palta, en trozos

1 taza de pepino, en rodajas

1 calabacín mediano, en trozos

1 taza de lechuga de hoja roja, en trozos

Preparación:

Combinar la albahaca y lechuga en un colador grande y lavar bajo agua fría. Colar y romper con las manos. Dejar a un lado.

Pelar la palta y cortarla por la mitad. Remover el carozo y trozar. Rellenar un vaso medidor y reservar el resto en la nevera.

Lavar el pepino y cortarlo en rodajas. Rellenar un vaso medidor y refrigerar.

Pelar el calabacín y trozar. Dejar a un lado.

Combinar la albahaca, palta, pepino, lechuga y calabacín en

una juguera. Pulsar, transferir a un vaso y añadir hielo.

Servir inmediatamente.

Información nutricional por porción: Kcal: 234, Proteínas: 6.7g, Carbohidratos: 21.7g, Grasas: 22.3g

33.   Jugo de Miel y Limón

Ingredientes:

1 cucharada miel, cruda

1 limón entero, sin piel

1 taza de frutillas, en trozos

1 taza de espinaca, en trozos

1 lima entera, sin piel

2 onzas de agua

Preparación:

Pelar el limón y lima. Cortarlos por la mitad y dejar a un lado.

Lavar las frutillas y remover las hojas. Trozar y dejar a un lado.

Lavar la espinaca bajo agua fría, colar y trozar. Dejar a un lado.

Combinar la espinaca, limón, lima y frutillas en una juguera, y pulsar. Transferir a un vaso y añadir el agua y miel.

Refrigerar 5 minutos antes de servir.

Información nutricional por porción: Kcal: 81, Proteínas: 5.8g, Carbohidratos: 27.8g, Grasas: 1.4g

34.   Jugo de Cantalupo y Pepino

Ingredientes:

1 taza de cantalupo, en cubos

1 pepino mediano, sin piel

1 taza de espinaca bebé, en trozos

1 taza de arándanos agrios

1 taza de perejil, en trozos

1 cucharada de miel, cruda

Preparación:

Cortar el cantalupo por la mitad. Remover las semillas y pulpa. Cortar dos gajos y pelarlos. Trozar y dejar a un lado. Reservar el resto en la nevera.

Lavar el pepino y cortarlo en rodajas. Dejar a un lado.

Combinar la espinaca y perejil en un colador, y lavar bajo agua fría. Romper con las manos y dejar a un lado.

Lavar los arándanos agrios y dejar a un lado.

Procesar el cantalupo, pepino, perejil, espinaca bebé y

arándanos agrios en una juguera.

Transferir a vasos y añadir la miel.

Refrigerar 5 minutos antes de servir.

Información nutricional por porción: Kcal: 197, Proteínas: 10.2g, Carbohidratos: 58.3g, Grasas: 2.2g

35.   Jugo de Canela y Durazno

Ingredientes:

¼ cucharadita de canela, molida

1 durazno grande, sin carozo y en trozos

1 manzana verde pequeña, sin centro y en trozos

1 banana entera, en rodajas

1 onza de agua de coco

1 cucharada de menta, picada fina

Preparación:

Lavar el durazno y cortarlo por la mitad. Remover el carozo y trozar. Dejar a un lado.

Lavar la manzana y cortarla por la mitad. Remover el centro y trozar. Dejar a un lado.

Pelar la banana y cortarla en rodajas finas. Dejar a un lado.

Combinar el durazno, manzana y bananas en una juguera, y pulsar. Transferir a un vaso y añadir la canela y agua de coco.

Rociar con menta y añadir hielo.

Información nutricional por porción: Kcal: 362, Proteínas: 5.5g, Carbohidratos: 104g, Grasas: 1.7g

36.   Jugo de Palta y Jengibre

Ingredientes:

1 taza de palta, en trozos

1 nudo de jengibre pequeño

1 taza de remolachas, recortadas

1 zanahoria grande, en rodajas

¼ cucharadita cúrcuma, molida

2 onzas agua

Preparación:

Pelar la palta y cortarla por la mitad. Remover el carozo y trozar. Rellenar un vaso medidor y reservar el resto en la nevera.

Pelar el jengibre y trozarlo. Dejar a un lado.

Recortar las partes verdes de la remolacha. Pelar y cortar en rodajas finas. Rellenar un vaso medidor y refrigerar el resto.

Lavar y pelar la zanahoria. Trozar y dejar a un lado.

Combinar la palta, jengibre, remolachas y zanahoria en una juguera. Pulsar y transferir a un vaso. Añadir la cúrcuma y agua, y refrigerar 5 minutos antes de servir.

Información nutricional por porción: Kcal: 265, Proteínas: 5.9g, Carbohidratos: 33.4g, Grasas: 21.8g

37.   Jugo de Espárragos y Pepino

Ingredientes:

1 taza de espárragos, en trozos

1 taza de pepino, en rodajas

1 taza de coliflor, en trozos

1 taza de apio, en trozos

¼ cucharadita de cúrcuma, molida

Preparación:

Lavar los espárragos bajo agua fría. Recortar las puntas y trozar. Dejar a un lado.

Lavar el pepino y cortarlo en rodajas. Rellenar un vaso medidor y reservar el resto en la nevera.

Lavar la coliflor y recortar las hojas externas. Trozar y rellenar un vaso medidor. Reservar el resto.

Lavar el apio y trozar. Dejar a un lado.

Combinar los espárragos, pepino, coliflor y apio en una juguera, y pulsar. Transferir a un vaso y añadir la cúrcuma.

Servir inmediatamente.

Información nutricional por porción: Kcal: 52, Proteínas: 6.1g, Carbohidratos: 15.4g, Grasas: 0.7g

38.   Jugo Salado de Palta

Ingredientes:

1 taza de palta, en cubos

1 taza de apio, en trozos

3 rábanos grandes, en trozos

1 calabacín pequeño, en rodajas

1 taza de pepino, en rodajas

¼ cucharadita de sal

1 onza de agua

Preparación:

Pelar la palta y cortarla por la mitad. Remover el carozo y cortar en cubos pequeños. Rellenar un vaso medidor y reservar el resto.

Lavar el apio y trozarlo. Dejar a un lado.

Lavar los rábanos y trozarlos. Dejar a un lado.

Lavar el calabacín y cortar en rodajas finas. Dejar a un lado.

Lavar el pepino y cortarlo en rodajas. Rellenar un vaso

medidor y reservar. Dejar a un lado.

Combinar la palta, apio, rábanos, calabacín y pepino en una juguera, y pulsar. Transferir a un vaso y añadir la sal y agua.

Servir frío.

Información nutricional por porción: Kcal: 235, Proteínas: 5.6g, Carbohidratos: 22.3g, Grasas: 22.6g

39.   Jugo de Kiwi y Manzana

Ingredientes:

2 kiwis enteros, sin piel y por la mitad

1 manzana Granny Smith mediana, sin centro

3 damascos enteros, en trozos

1 banana grande, en trozos

Preparación:

Pelar el kiwi y cortarlo por la mitad. Dejar a un lado.

Lavar la manzana y cortarla por la mitad. Remover el centro y trozar. Dejar a un lado.

Lavar los damascos y cortarlos por la mitad. Remover los carozos y trozar. Dejar a un lado.

Pelar la banana y trozarla. Dejar a un lado.

Combinar el kiwi, manzana, damascos y banana en una juguera, y pulsar. Transferir a un vaso y añadir hielo.

Servir inmediatamente.

Información nutricional por porción: Kcal: 313, Proteínas:

5.4g, Carbohidratos: 91g, Grasas: 1.9g

40.   Jugo de Col Rizada y Perejil

Ingredientes:

1 taza de col rizada, en trozos

2 tazas de perejil, en trozos

1 pomelo entero, sin piel

1 taza de sandía, en cubos

2 onzas de agua

Preparación:

Lavar la col rizada y perejil bajo agua fría. Romper con las manos y dejar a un lado.

Pelar el pomelo y trozarlo. Dejar a un lado.

Cortar la sandía por la mitad. Para una taza, necesitará un gajo grande. Pelarlo y trozarlo. Remover las semillas y dejar a un lado. Reservar el resto.

Procesar la col rizada, perejil, pomelo y sandía en una juguera. Transferir a vasos y añadir el agua.

Agregar hielo y servir inmediatamente.

Información nutricional por porción: Kcal: 161, Proteínas: 6.4g, Carbohidratos: 45.6g, Grasas: 1.5g

41. Jugo de Jengibre y Pimiento

Ingredientes:

¼ cucharadita de jengibre, molido

1 pimiento rojo grande, en trozos

1 taza de coliflor, en trozos

1 taza de Brotes de Bruselas, por la mitad

2 onzas de agua

Preparación:

Recortar las hojas externas de la coliflor. Lavar y trozar. Rellenar un vaso medidor y reservar el resto en la nevera.

Lavar los brotes de Bruselas y recortar las capas marchitas. Cortarlos por la mitad y rellenar un vaso medidor. Dejar a un lado.

Lavar el pimiento y cortarlo por la mitad. Remover las semillas y rama. Trozar y dejar a un lado.

Combinar el pimiento, coliflor y brotes de Bruselas en una juguera, y pulsar. Transferir a un vaso y añadir el agua y jengibre.

Servir inmediatamente.

Información nutricional por porción: Kcal: 106, Proteínas: 9.6g, Carbohidratos: 30.9g, Grasas: 1.3g

42.   Jugo de Coco y Col Rizada

Ingredientes:

1 taza de col rizada fresca, en trozos

1 onza de agua de coco

1 banana grande, sin piel y en trozos

1 manzana Granny Smith pequeña, sin centro

1 taza de Brotes de Bruselas, por la mitad

¼ cucharadita de jengibre, molido

Preparación:

Lavar la col rizada bajo agua fría y colar. Trozar y dejar a un lado.

Pelar la banana y trozarla. Dejar a un lado.

Lavar la manzana y cortarla por la mitad. Remover el centro y trozar. Dejar a un lado.

Lavar los brotes de Bruselas y remover las capas marchitas. Cortarlas por la mitad y dejar a un lado.

Combinar la col rizada, banana, manzana y brotes de

Bruselas en una juguera, y pulsar. Transferir a un vaso y añadir el agua de coco y jengibre.

Agregar hielo y servir inmediatamente.

Información nutricional por porción: Kcal: 223, Proteínas: 7.9g, Carbohidratos: 64.4g, Grasas: 1.6g

43.   Jugo de Limón y Remolacha

Ingredientes:

1 limón entero, sin piel

1 taza de remolachas, en rodajas

1 taza de frambuesas

1 pera mediana, en trozos

1 onza de agua

Preparación:

Pelar el limón y cortarlo por la mitad. Dejar a un lado.

Lavar las remolachas y recortar las puntas verdes. Cortar en rodajas y rellenar un vaso medidor. Reservar el resto.

Lavar las frambuesas usando un colador. Colar y dejar a un lado.

Lavar la pera y cortarla por la mitad. Remover el centro y trozar. Dejar a un lado.

Combinar el limón, remolachas, frambuesas y pera en una juguera, y pulsar. Transferir a un vaso y añadir el agua.

Refrigerar 5 minutos antes de servir.

Información nutricional por porción: Kcal: 165, Proteínas: 4.9g, Carbohidratos: 60.2g, Grasas: 1.4g

## 44.	Jugo de Arándanos y Ananá

Ingredientes:

1 taza de moras

1 taza de ananá, en trozos

1 lima entera, sin piel

1 banana grande, en rodajas

2 onzas de agua

Preparación:

Poner las moras en un colador pequeño y lavar bajo agua fría. Colar y dejar a un lado.

Cortar la parte superior del ananá. Remover la piel y cortar en rodajas finas. Rellenar un vaso medidor y reservar el resto.

Pelar la banana y cortar en rodajas. Dejar a un lado.

Pelar la lima y cortarla por la mitad. Dejar a un lado.

Combinar las moras, ananá, banana y lima en una juguera. Pulsar, transferir a un vaso y añadir hielo antes de servir.

Información nutricional por porción: Kcal: 222, Proteínas: 4.5g, Carbohidratos: 70.2g, Grasas: 1.4g

45.   Jugo de Berro y Romero

Ingredientes:

1 taza de berro, en trozos

1 rama de romero, picada

1 tomate entero mediano, en trozos

1 pimiento rojo grande, en trozos

1 onza de agua

Preparación:

Lavar el berro bajo agua fría. Colar y romper con las manos. Dejar a un lado.

Lavar el tomate y ponerlo en un tazón pequeño. Trozar y reservar el jugo.

Lavar el pimiento y cortarlo por la mitad. Remover las semillas y trozar. Dejar a un lado.

Combinar el berro, pimiento y tomate en una juguera, y pulsar. Transferir a un vaso y añadir el agua y jugo de tomate.

Rociar con romero y servir inmediatamente.

Información nutricional por porción: Kcal: 56, Proteínas: 3.5g, Carbohidratos: 15.1g, Grasas: 0.7g

46. Jugo de Zanahoria y Manzana

Ingredientes:

1 zanahoria grande, en rodajas

1 manzana Roja Deliciosa pequeña, sin centro

1 taza de apio, en trozos

1 limón entero, sin piel

¼ cucharadita jengibre, molido

1 onza de agua

Preparación:

Lavar y pelar la zanahoria. Cortar en rodajas y dejar a un lado.

Lavar la manzana y cortarla por la mitad. Remover el centro y trozar. Dejar a un lado.

Lavar el apio y trozarlo. Dejar a un lado.

Pelar el limón y cortarlo por la mitad. Dejar a un lado.

Combinar la zanahoria, manzana, apio y limón en una juguera, y pulsar. Transferir a un vaso y añadir el agua y jengibre. Si lo desea, añadir hielo picado.

Servir inmediatamente.

Información nutricional por porción: Kcal: 105, Proteínas: 2.4g, Carbohidratos: 32.8g, Grasas: 0.7g

47.   Jugo de Espinaca y Acelga

Ingredientes:

1 taza de espinaca fresca, en trozos

1 taza de Acelga, en trozos

1 taza de pepino, en rodajas

1 taza de col rizada fresca, en trozos

¼ cucharadita de jengibre, molido

1 onza de agua

Preparación:

Combinar la espinaca, col rizada y acelga en un colador grande. Lavar bajo agua fría y colar. Trozar y dejar a un lado.

Lavar el pepino y cortar en rodajas finas. Rellenar un vaso medidor y reservar el resto en la nevera.

Combinar la espinaca, acelga, pepino y col rizada en una juguera, y pulsar. Transferir a un vaso y añadir el jengibre y agua.

Refrigerar antes de servir.

Información nutricional por porción: Kcal: 63, Proteínas: 9.9g, Carbohidratos: 16.7g, Grasas: 1.6g

48.   Jugo de Espinaca y Tomate

Ingredientes:

1 taza de espinaca fresca, en trozos

1 tomate mediano, en trozos

1 taza de repollo morado, en trozos

1 taza de remolachas, en rodajas

1 pimiento rojo grande, en trozos

¼ cucharadita de sal

Preparación:

Combinar la espinaca y repollo en un colador grande. Lavar bajo agua fría y colar. Trozar y dejar a un lado.

Lavar el tomate y trozarlo. Dejar a un lado.

Lavar las remolachas y recortar las partes verdes. Pelar y cortar en rodajas finas, y rellenar un vaso medidor. Reservar el resto.

Lavar el pimiento y cortarlo por la mitad. Remover las ramas y semillas. Trozar y dejar a un lado.

Combinar la espinaca, tomates, repollo, remolachas y pimiento en una juguera, y pulsar. Transferir a un vaso y añadir la sal.

Servir inmediatamente.

Información nutricional por porción: Kcal: 134, Proteínas: 11.5g, Carbohidratos: 39.1g, Grasas: 1.8g

49.   Jugo de Zanahoria e Hinojo

Ingredientes:

1 zanahoria mediana, en rodajas

1 bulbo de hinojo mediano

1 nudo de jengibre pequeño, sin piel

½ taza de repollo, en trozos

2 onzas de agua

Preparación:

Lavar y pelar la zanahoria. Cortar en rodajas finas y dejar a un lado.

Lavar el hinojo y remover las puntas verdes. Remover la capa externa. Trozar y dejar a un lado.

Pelar el jengibre y trozarlo. Dejar a un lado.

Lavar el repollo y trozar. Dejar a un lado.

Combinar la zanahoria, hinojo, jengibre y repollo en una juguera, y pulsar. Transferir a un vaso y añadir el agua. Refrigerar antes de servir.

Información nutricional por porción: Kcal: 72, Proteínas: 4g, Carbohidratos: 25.9g, Grasas: 0.7g

OTROS TITULOS DE ESTE AUTOR

70 Recetas De Comidas Efectivas Para Prevenir Y Resolver Sus Problemas De Sobrepeso: Queme Calorías Rápido Usando Dietas Apropiadas y Nutrición Inteligente

Por Joe Correa CSN

48 Recetas De Comidas Para Eliminar El Acné: ¡El Camino Rápido y Natural Para Reparar Sus Problemas de Acné En 10 Días O Menos!

Por Joe Correa CSN

41 Recetas De Comidas Para Prevenir el Alzheimer: ¡Reduzca El Riesgo de Contraer La Enfermedad de Alzheimer De Forma Natural!

Por Joe Correa CSN

70 Recetas De Comidas Efectivas Para El Cáncer De Mama: Prevenga Y Combata El Cáncer De Mama Con una Nutrición Inteligente y Alimentos Poderosos

Por Joe Correa CSN

www.ingramcontent.com/pod-product-compliance
Lightning Source LLC
Chambersburg PA
CBHW030245030426
42336CB00009B/259